INSTRUCTION PRATIQUE

SUR

L'EMPLOI DES ENGRAIS CHIMIQUES

SYNDICAT

DU

COMICE AGRICOLE DE TRÉVOUX

INSTRUCTION PRATIQUE

SUR L'EMPLOI

DES

ENGRAIS CHIMIQUES

TRÉVOUX

IMPRIMERIE JULES JEANNIN

1886

PRÉFACE

En cherchant à vulgariser l'emploi des engrais chimiques, le Comice et le Syndicat du Comice de Trévoux ont le devoir d'éclairer les cultivateurs sur le maniement délicat de ce nouvel et puissant élément de fertilité.

Il importe de bien faire connaître à tous le rôle que jouent ces engrais au point de vue du sol, au point de vue des plantes ; de bien faire comprendre qu'ici il ne s'agit pas, comme avec le fumier, d'appliquer, suivant les exigences des récoltes, une plus ou moins grande quantité d'un engrais uniforme pour toutes les plantes.

L'engrais chimique doit être de composition

très variable. L'examen attentif de la constitution chimique du sol, donnée par l'analyse et l'étude des exigences spéciales de chaque plante, permettront de décider, après mûr examen, la composition de l'engrais qui doit être appliqué à chaque récolte.

Employer un engrais chimique mal composé ou insuffisant, c'est s'exposer à une perte sèche.

Employer un engrais chimique plus riche qu'il n'est nécessaire, c'est encore une perte inutile, mais c'est aussi s'exposer souvent à des accidents de récolte, tels que la verse.

Enfin répandre des engrais chimiques dans des terres qui ne seraient pas bien assainies et parfaitement propres, c'est s'exposer à un échec certain.

Il faut marcher avec prudence dans cette voie nouvelle, mais aussi ne pas perdre un jour pour se faire la main dans l'emploi de ces précieux engrais.

L'expérience acquise de ceux qui emploient depuis longtemps des engrais chimiques dans notre circonscription, facilitera et abrégera la tâche de nos confrères en agriculture; mais comme, pour se bien comprendre il faut parler la même langue, il nous a paru indispensable de publier un petit Manuel qui put familiariser les cultivateurs avec une nomenclature nouvelle et résumer les notions les plus indispensables.

M. Joulie a traité et exposé ces questions avec une autorité et une clarté dont il a le monopole : nul autre d'ailleurs ne connaît mieux ces applications de la science à l'agriculture.

Nous songions à faire de ces études un résumé, lorsque M. E. St-Claire Deville nous a remis un travail rédigé par lui pour le Syndicat de l'*Indre*.

Cette instruction pratique sur l'emploi des engrais chimiques, de M. E. St-Claire Deville, répondait complètement à ce que nous cherchions : netteté, simplicité, clarté, le guide était excellent, et il nous a paru que la solution la plus simple et la meilleure était d'en faire, avec l'autorisation de l'auteur, un extrait pour le Syndicat du Comice de Trévoux.

Nous tenons à exprimer ici tous nos remerciements à M. St-Claire Deville.

Nous avons dû toutefois supprimer certains passages et naturellement modifier les indications relatives à la composition des différents engrais.

C'était une question d'adaptation nécessaire et qui n'enlève rien au mérite de l'œuvre de M. E. St-Claire Deville, qui lui aussi a naturellement pris pour guide *M. Joulie.*

Versailleux, juin 1886.

E. de Monicault,
Président du Comice de Trévoux
et du Syndicat.

INSTRUCTION PRATIQUE

SUR

L'EMPLOI DES ENGRAIS CHIMIQUES[1]

La science, en pénétrant peu à peu dans chaque industrie, améliore les procédés, en augmente les produits et en diminue les prix de revient. L'agriculture, comme les autres industries, est soumise à cette loi, et l'agriculture française, plus que tout autre, doit en tenir compte, écrasée qu'elle est par la concurrence de voisins mieux outillés.

Les engrais entrant pour une large part dans les prix de revient des produits agricoles, nous devons nous efforcer d'en faire un usage judicieux et obtenir de leur emploi le *maximum d'effet utile pour la dépense la plus petite possible*. C'est la solution de

1. Pour plus amples renseignements, consulter l'ouvrage de M. H. Joulie qni a servi de guide dans cette étude.

ce problème que nous indiquerons en quelques lignes.

Une science toute nouvelle, celle des engrais chimiques, est venue changer les conditions de la production. Le cultivateur qui refuserait de s'instruire et s'attarderait dans la routine, alors que tout, autour de lui, marche et se perfectionne, se verrait bien vite distancé par son voisin mieux avisé. Il serait fatalement condamné à périr. C'est donc résolument que nous devons entrer dans la nouvelle voie, tout en procédant prudemment d'étape en étape et en ne nous appuyant que sur des données certaines, démontrées par la science et confirmées par la pratique.

Un grand nombre de cultivateurs, encore novices et inexpérimentés en matière d'engrais chimiques, se sont trouvés depuis plusieurs années en butte aux entreprises de commerçants peu scrupuleux, qui, flattant leurs préjugés et exploitant leur ignorance, leur ont fait accepter, contre espèces sonnantes, de mauvais produits quelquefois sans valeur aucune.

La fabrication des engrais est l'une des industries les plus sujettes à la fraude. Le public agricole, pris dans sa masse, a longtemps manqué de l'instruction technique spéciale à cette industrie. Il était facile à tromper, aussi la fraude en matière d'engrais devait prendre et a pris en effet des proportions inouïes.

La loi de 1867, destinée à réprimer les fraudes, n'a pas eu les effets qu'on en attendait. Le problème était beaucoup plus complexe que ne le soupçonnaient des législateurs peu au courant de la question, Par mille manœuvres plus ou moins grossières, les fraudeurs ont pu éluder la loi, et de nouveau ils ont exploité la crédulité du public agricole devenu moins défiant depuis qu'il se croyait protégé par la loi.

Il appartenait à la Société des Agriculteurs de France de jeter les bases du contrôle des engrais. En 1872, elle instituait une commission permanente des engrais qui, sous la présidence du baron Thénard, étudia le côté légal de la question et formula dans ses procès-verbaux les règles qui nous servent encore maintenant pour les contrats de vente, les prises d'échantillons et les analyses d'engrais. La publicité donnée à ses travaux, la création des laboratoires et stations agronomiques ont répandu parmi les cultivateurs et les marchands l'instruction, c'est-à-dire le meilleur remède que l'on puisse apporter à la fraude des engrais. Aujourd'hui l'institution toute récente des syndicats agricoles permet aux plus indifférents, aux plus ignorants, de se servir des engrais chimiques avec la certitude de ne pas être trompés.

Les quatre éléments essentiels

Toutes les plantes connues se composent de quatorze éléments, toujours les mêmes et tous indispensables à leur développement.

Dix de ces éléments n'ont pour nous aucune importance, parce que les uns n'entrent dans les plantes que dans des proportions extrêmement minimes, et surtout parce que la nature en a surabondamment fourni la terre, l'air ou l'eau. Ceux-là ne viendront jamais à manquer. Il n'en est pas de même des quatre autres, les seuls qu'il soit nécessaire de rendre à la terre, les seuls par conséquent qui aient une valeur dans les engrais.

Ces quatre éléments essentiels sont :

L'azote,

Le phosphore,

La potasse,

La chaux.

Un engrais n'a de valeur qu'à la condition expresse de contenir un ou plusieurs de ces éléments, et sa valeur est proportionnelle, non-seulement à la quantité qu'il en renferme, mais encore au degré d'*assimilabilité* de chacun de ces éléments. Ainsi il ne suffit pas que la terre soit abondamment pourvue de ces quatre éléments nécessaires, il faut encore qu'ils y existent sous des formes accessibles à la végétation. Or on sait que les radicelles des plantes ne peuvent absorber que des liquides. Il n'y a donc que les matières pouvant se dissoudre dans l'eau ou pouvant y devenir promptement solubles qui aient une valeur agricole, parce que seules elles peuvent s'*assimiler* et servir à l'accroissement des végétaux.

D'un autre côté, il faut se garder contre l'excès de solubilite, parce qu'alors non-seulement l'effet produit n'est sensible que sur la première récolte ou même sur la première phase de la végétation d'une seule plante, mais encore il peut se faire qu'un engrais trop soluble soit entraîné par les pluies dans des couches de terre inabordables aux racines et à la charrue et devienne ainsi complètement inutile.

Les quatre éléments essentiels sont aussi indispensables les uns que les autres, mais dans des proportions différentes et variables. La détermination de ces proportions est la partie la plus délicate de la tâche du cultivateur. Le défaut d'un seul de ces éléments peut rendre inutile la dépense faite pour se procurer les trois autres, de même que l'excès de l'un d'eux peut déterminer l'épuisement des autres et devenir ainsi très préjudiciable aux récoltes suivantes.

Le cultivateur a donc le plus grand intérêt à éviter les écarts de régime. Il faut qu'il fournisse à chaque plante tous les éléments nutritifs, précisément dans les proportions relatives qui lui conviennent, proportions très variables suivant les plantes et qu'il n'est pas toujours commode de déterminer, parce qu'elles dépendent d'un trop grand nombre de conditions.

Malheureusement, chaque sol possède une composition initiale que nous ne sommes pas maîtres de régler suivant nos désirs, et dont nous devons tenir compte sous peine de faire fausse route.

De tout ce qui précède il résulte que, pour pratiquer avec succès l'art de *formuler un engrais*, il faut s'inspirer des trois considérations suivantes :

1° De la composition et des caractères agricoles du sol sur lequel on opère, en tenant compte des récoltes antérieures qu'il a portées et qui ont pu modifier sa richesse ;

2° De la composition et de l'assimilabilité des matières premières employées comme engrais, en faisant entrer en ligne de compte leur cours commercial, de manière à réduire la dépense à son minimum ;

3° Des exigences des plantes que l'on se propose de cultiver.

Quelle ressource un sol donné présente-t-il aux exigences des plantes ? Est-il suffisamment pourvu de tous les éléments essentiels dont il a besoin pour amener à bien une récolte déterminée ? En admettant qu'il y ait suffisance ou excédent de richesse de plusieurs éléments, ces éléments sont-ils dans un état d'assimilabilité qui permette aux racines de les utiliser immédiatement ? Les éléments nutritifs essentiels se présentent-ils dans la proportion la plus favorable au développement de la plante que l'on se propose de cultiver ?

Toutes ces questions, qui au premier abord peuvent paraître simples, sont en réalité fort complexes et l'état actuel de la science ne permet pas de les résoudre pratiquement d'une façon satisfaisante.

L'analyse chimique d'une terre est une précieuse indication. Au point de vue de la fertilité, il n'ést cependant pas permis de tirer de l'analyse des conclusions trop générales ou trop précises.

Cependant, s'il est impossible de tirer des conclu-clusions pratiques à l'égard des éléments trouvés en abondance, il n'en est pas de même pour ceux qui font défaut. Pour ceux-là on est assuré de la nécessité absolue d'en restituer au sol, si l'on veut utiliser ceux qui se trouvent en quantité suffisante.

Quoi qu'il en soit, on peut admettre que, pour être fertile, une terre doit renfermer par hectare environ :

Éléments dosés procédé Schlœsing	Acide phosphorique :	4.000 kil.
	Potasse :	10.000
	Chaux :	20.000
	Azote :	4.000

Les terres qui ne renferment pas ces quantités doivent en être pourvues et on doit y entretenir cette richesse par des restitutions judicieuses.

Pour celles qui les renferment et au-delà, on ne peut rien conclure, car on ignore le degré d'assimilabilité.

Comme on le voit,les données de l'analyse du sol, dans l'état actuel de la science, sont loin d'être sans valeur. Mais fussent-elles mille fois plus parfaites, elles ne fourniraient pas encore la solution complète du problème, parce que, ne connaissant pas suffisamment la *composition-type* des plantes et leurs exigences pendant les diverses périodes de la végétation, nous ne pouvons dire *a priori* quelle est la composition de la terre en éléments assimilables qui correspond rigoureusement aux besoins d'une culture donnée.

Il ne faut pas se dissimuler qu'il y a aujourd'hui bien peu de cultivateurs ayant les connaissances, le temps et la patience nécessaires pour conduire un champ d'expériences. Outre la dépense qu'elles occasionnent, ces opérations exigent un soin minutieux, des pesées fréquentes, une grande surveillance pendant la récolte et le battage, au moment où le chef de culture à court de bras n'a pas une minute à perdre. Généralement les domestiques de ferme, ne voyant là qu'un surcroît de travail, n'y apportent aucune bonne volonté. L'interprétation des résultats, souvent délicate, demande des connaisances spéciales. Mal faite, elle peut amener des mécomptes fâcheux. En résumé l'établissement des champs d'expérience est entouré de difficultés pratiques telles qu'ils resteront encore longtemps le domaine exclusif des stations agronomiques.

Des essais qui sont à la portée de tous nos cultivateurs et qui peuvent procurer des indications approximatives très précieuses sur la richesse du sol que l'on cultive, doivent être tentés.

Sans entrer dans une voie minutieuse, il suffit dans bien des cas de répandre çà et là, au milieu des cultures, quelques poignées d'engrais diversement composés (l'un complet, les autres incomplets), pour se rendre compte de ce qui manque à la terre, au simple aspect de la végétation pendant ses périodes successives. Le cultivateur qui voudrait multiplier ces essais arriverait bien vite, à leur aide, à connaître d'une façon assez exacte les besoins de ses terres. Il se familiariserait avec l'aspect que prend une plante quand elle manque d'un ou de plusieurs éléments, quand elle en trouve un en excès. Par la simple observation, il apprendrait à déduire les aptitudes de son sol, non-seulement de la flore spontanée, mais encore de la bonne réussite de certaines récoltes qui sont bien connues pour avoir des exigences spéciales. Nous savons, par exemple, que leslégumineuses réussissent sur les sols bien pourvus de chaux et de potasse ; les pommes de terre veulent de la potasse et de l'acide phosphorique ; le maïs, de l'azote et des phosphates ; si les céréales et les graminées exigent de l'azote pour pousser la partie herbacée, il faut de l'acide phosphorique pour développer leurs graines ; quand la proportion d'azote est trop forte, la plante verse et ne donne pas de grains, etc.

En résumé, si l'état actuel de nos connaissances ne nous permet pas encore de formuler mathématiquement l'engrais qui doit produire une récolte donnée dans un terrain donné, l'agriculteur possède plusieurs méthodes dont il peut tirer, dans la plupart des cas, des indications suffisamment exactes en les complétant judicieusement les unes par les autres.

Quelle que soit, d'ailleurs, la méthode employée, une conclusion se dégage des considérations précédentes, c'est qu'au moyen de restitutions convenables en engrais chimiques, on peut maintenir et même augmenter la puissance productrice d'une terre et y faire succéder des récoltes épuisantes, sans être obligé de recourir à la jachère morte et sans être limité par la production des fumiers de ferme.

I. — AZOTE

Le commerce des engrais livre l'azote à l'agriculture sous trois formes :

Azote *nitrique*,

Azote *ammoniacal*,

Azote *organique*.

Sous chacune de ces formes, il a une valeur et des propriétés différentes.

Azote nitrique.

L'azote nitrique nous est fourni par le nitrate de soude et par le nitrate de potasse.

Le *nitrate de soude* est le produit de la combinaison en proportions équivalentes de l'acide nitrique (ou azotique) et de la soude. Il forme au Pérou des gisements naturels considérables et arrive dans nos ports, principalement à Dunkerque, par chargements complets.

Le nitrate de soude naturel ne contient pas plus de 5 o/o d'impuretés. Il dose de 15,5 o/o à 16 o/o d'azote, et comme il n'est pas difficile de le falsifier, il est indispensable de n'en jamais acheter sans le faire analyser. C'est un engrais incomplet, purement azoté, dans lequel la soude n'a pas ou presque pas de valeur : il ne doit donc être employé seul que dans le cas très rare où le sol est suffisamment pourvu des trois autres éléments essentiels.

Rapidement assimilable par les plantes, facilement soluble dans l'eau pluviale qui tend à l'entraîner dans le sous-sol, il agit toujours d'une façon bien marquée, mais généralement de courte durée. Il convient de l'employer seulement de manière à fournir aux besoins de la première récolte et de préférence sur les plantes à racines pivotantes, puisant leur nourriture dans les couches profondes. Son prix, dans la période des vingt dernières années, a beaucoup varié. Il fournit l'azote à 2 francs le kilo au plus.

Le *nitrate de potasse* (salpêtre), s'obtient industriellement en traitant le nitrate de soude par le chlorure de potassium : la potasse remplace la soude et il reste du chlorure de sodium.

Les impuretés du nitrate de potasse commercial ne dépassent pas 5 o/o. Il contient alors 13 o/o d'azote et de 44 à 45 o/o de potasse. Comme il est sujet à de nombreuses falsifications, on doit *toujours* le faire analyser et demander le dosage, non-seulement en azote, mais encore en potasse.

Vu sa richesse en potasse, le salpêtre est plutôt un engrais potassique qu'un engrais azoté ; aussi ne doit-on l'employer que là où il faut de fortes proportions de potasse et on est presque toujours obligé d'ajouter de l'azote d'une autre provenance pour rétablir l'équilibre. Son assimilabilité est comparable à celle du nitrate de soude.

Il fournit l'azote à 2 fr. 15 le kilogramme environ. C'est donc un engrais d'un prix élevé relativement aux autres matières azotées. Il est rare qu'il y ait intérêt à l'employer.

Azote ammoniacal.

C'est au *sulfate d'ammoniaque* que la culture emprunte tout l'azote ammoniacal qu'elle emploie. Ce sel, dû à la combinaison d'un équivalent d'ammoniaque avec un équivalent d'acide sulfurique monohydraté, s'obtient industriellement en traitant par l'acide sulfurique, soit les eaux vannes, soit les eaux ammoniacales des usines à gaz.

Le sulfate d'ammoniaque bien fabriqué dose au moins 20 o/o d'azote ; c'est le plus riche des engrais azotés. On ne doit *jamais* l'acheter avec une garantie de dosage de moins de 20 o/o et on doit *toujours* le faire analyser, car il est sujet à de nombreuses falsifications.

L'azote ammoniacal est très facilement assimilable par toutes les plantes qui le rencontrent à proximité de leurs racines. Contrairement à ce qui arrive pour les nitrates, il ne pénètre pas profondément dans la terre et tend à remonter vers la surface. Aussi doit-on le réserver exclusivement pour les plantes à racines traçantes et superficielles, comme les céréales, et n'en mettre que la quantité nécessaire pour la consommation d'une seule récolte. Son emploi en quantité modérée est très recommandé en couverture avant hersage sur les céréales qui ont un aspect languissant au printemps.

Le sulfate d'ammoniaque avec garantie de dosage de 20 à 21 o/o vaut au cours actuel (1886), rendu dans les gares de l'arrondissement de Trévoux, 31 francs les 100 kil., ce qui fait 1 fr. 50 le kilo d'azote. C'est la forme la plus économique sous laquelle on puisse acheter l'azote, mais son emploi doit être restreint aux céréales. Pour les prairies et les racines, il y a avantage à se servir du nitrate de soude, quoiqu'il fournisse l'azote à un prix plus élevé.

Azote organique.

On désigne sous le nom d'azote *organique*, l'azote contenu dans les matières *organiques* provenant des animaux ou des végétaux. L'azote organique existe dans tous les êtres organisés, à l'état de combinaisons quartenaires variées. Les engrais organiques sont presque tous des engrais incomplets, n'ayant de valeur que par l'azote qu'ils contiennent. Il convient toutefois d'excepter :

1° Les os, qui tirent leur valeur principale du phosphate de chaux ;

2° Le guano, qui renferme de l'azote ammoniacal, de l'acide phosphorique et un peu de potasse ;

3° Le fumier, qui contient, outre une petite quantité d'acide phosphorique, une proportion notable de potasse.

L'assimilabilité de l'azote organique est extrêmement variable. Elle dépend non-seulement de la matière organique première, mais encore de son état physique et des manipulations industrielles auxquelles elle a été soumise. Pour servir à l'alimentation des plantes, les matières organiques doivent subir une décomposition préalable et être le siège de différentes réactions chimiques qui ne se produisent que dans certaines conditions atmosphériques dont les principales sont la température, l'humidité et l'aération du sol. Ces réactions ne se produisent que peu à peu et au fur et à mesure que les conditions favorables se présentent ; c'est pourquoi l'azote organique est toujours plus lentement assimilable que celui qui provient des nitrates et des sels amoniacaux, circonstance heureuse pour les agriculteurs qui savent en profiter, car elle leur permet de remédier à la trop grande solubilité des engrais chimiques proprement dits. Ceux-ci, en effet, donnent trop à la fois et pendant trop peu de temps ; de plus ils sont sujets, et les nitrates surtout, à être entraînés par les pluies, principalement dans les terres légères et dépourvues d'humus. Toutefois, pour être impartial, il convient d'ajouter que dans la décomposition des matières organiques, une partie de l'azote se dégage sous forme de gaz et une autre reste engagée sous forme d'*humus* dans des composés tellement stables, qu'ils ne peuvent être considérés que comme une réserve. Cette déperdition, qui a été évaluée par certains auteurs à un tiers de l'azote total, est d'autant moindre que l'engrais est mieux réparti et mieux enfoui. Aussi on doit généralement proscrire l'emploi en couverture des engrais azotés organiques.

Quoi qu'il en soit, voici la liste des principales matières organiques employées comme sources d'azote, classées par ordre d'assimilabilité, en commençant par les plus assimilables :

Guano, sang, viande, corne torréfiée, fumier, poils, laine, os verts, cuir.

Ce dernier est même considéré comme inassimilable et par conséquent sans valeur.

La richesse en azote des matières organiques est tellement variable qu'il est impossible de rien préciser à cet égard. Toutefois les matières d'origne animale sont plus riches que celles qui proviennent des végétaux. Cette variabilité est telle, même quand il s'agit d'un produit de même origine, qu'il est absolument nécessaire de n'acheter que sur analyse et d'exiger une analyse séparée pour chaque livraison.

La valeur de l'azote, dans les matières organiques azotées, dépend de leur degré d'assimilabilité. Le cours actuel est d'environ 2 fr. le kilo pour le sang, la viande et la corne torréfiée ; il est inférieur pour les poils et la laine.

Le sang desséché, la viande et la corne torréfiée sont employés avec avantage comme sources d'azote dans les engrais composés qui doivent être enfouis. On les associe, suivant les besoins, aux nitrates et aux sels ammoniacaux : aux nitrates pour les betteraves et les plantes à racines pivotantes ; aux sels ammoniacaux pour les céréales et plantes à racines traçantes. Les engrais chimiques servent à la nutrition de la plante à son début, les engrais organiques plus lents à prendre la forme assimilable, nourrissent la récolte jusqu'à la fin de la végétation et laissent encore une réserve pour l'avenir.

Le sang desséché contient 11 à 13 o/o d'azote, la viande de 7 à 10 o/o et la corne torréfiée 13 à 15 o/o.

Le *guano du Pérou*, bien que contenant les quatre éléments essentiels, présente tous les dangers d'un engrais incomplet, parce qu'il ne les renferme pas dans les proportions voulues. Celui qui s'en servirait exclusivement obtiendrait les premières années de belles récoltes, mais la fertilité de sa terre ne tarderait pas à décliner rapidement pour disparaître complètement, parce que l'excès d'azote aurait bien vite épuisé les ressources en acide phosphorique et en potasse.

Le *fumier de ferme* contient les quatre éléments essentiels ; mais, comme le guano, il ne les renferme pas dans les proportions convenables exigées dans la majorité des cas. Voici sa composition moyenne tirée de douze analyses :

Dans 1,000 kilos de fumier,

Azote organique	5 k. 5
Acide phosphorique...........	3 3
Potasse........................	5 9
Chaux.........................	7 8

Relativement à sa teneur en azote, il est suffisamment riche en potasse et en chaux, mais très pauvre en acide phosphorique. De plus, la presque totalité de son azote, étant organique, n'est assimilable au moment de son emploi que dans une faible proportion. Cette transformation en azote assimilable dépend de la température, de l'humidité, de l'ameublisssement du sol et de la proportion de calcaire qu'il contient. Si une ou plusieurs de ces conditions viennent à manquer, la nitrification s'arrête et une partie de l'azote s'accumule inutilement dans le sol en s'y fixant sous forme d'humus, jusqu'à ce qu'un chaulage et des labours multipliés viennent rétablir la nitrification. Les terres qui ont été longtemps et copieusement fumées sans adjonction de calcaire ni d'acide phosphorique ont donc des réserves d'azote et de potasse. Pour remédier aux défauts du fumier et éviter, à l'avenir, ces accumulations inutiles, il suffit d'ajouter à chaque fumure, outre un peu d'azote immédiatement assimilable, un engrais phosphaté, en ayant soin d'entretenir l'élément calcaire en proportion suffisante. Dans les terres souvent fumées, il est rare que la potasse manque. Au surplus il ne faut pas oublier que les pommes de terre et les légumineuses sont, parmi les plantes cultivées, les plus gourmandes de potasse, et si cet élément venait à faire défaut, c'est dans la céréale précédant la légumineuse qu'il y aurait avantage à le restituer, surtout s'il s'agissait d'une céréale de printemps.

Le moyen le plus économique de rendre au fumier l'acide phosphorique qui lui manque, est l'addition directe du phosphate minéral pulvérisé que l'on stratifie par couches alternatives avec le fumier. On peut réaliser ainsi une économie de 50 0/0, puisque l'acide phosphorique dans les phosphates coûte environ 0 fr. 30 le kilo, tandis qu'il coûte 0 fr. 60 dans les superphosphates. Il est absolument démontré que les purins possèdent la propriété de dissoudre les phosphates, principalement ceux qui contiennent du carbonate de chaux et des sels de fer. Les travaux de MM. P. Thénard et Dehérain ne laissent aucun doute à ce sujet. Leurs expériences ont expliqué ce que la pratique avait déjà révélé depuis longtemps : à savoir que la solubilité des phosphates naturels est proportionnelle à leur richesse, en *carbonate de chaux* et en phosphate de fer.

Sous ces deux rapports, les phosphates du Cher et de l'Indre tiennent la première place. Ceux de Bourgogne, qui ne contiennent pas trace de carbonate de chaux, passent pour inassimilables : ils doivent être réservés à la fabrication des superphosphates. La pratique du mélange des phosphates aux fumiers est recommandée par MM. Bobierre, Grandeau, Dehérain, Joulie, etc. Bien qu'elle commence à se répandre beaucoup, elle présente de tels avantages qu'on ne conçoit pas qu'elle ne soit universelle. Nous ne saurions trop engager à en faire l'essai. La proportion conseillée par M. Joulie est de 1 o/o, ce qui fait 400 kilos pour une fumure de 40,000 kilos à l'hectare. On incorpore ainsi à la terre 80 kilos d'acide phosphorique par hectare, avec une dépense de 24 francs ; pour obtenir le même résultat avec du superphosphate, il aurait fallu dépenser 48 francs.

Le fumier de ferme est le meilleur marché de tous les engrais : c'est pourquoi nous estimons qu'il doit toujours être la base de la culture, les engrais chimiques ne devant servir que de complément. Le fumier de composition moyenne vaut au cours actuel des matières premières, au moins 10 francs les 1,000 kilos. Tous les efforts du cultivateur devraient donc tendre à l'augmentation du bétail producteur d'engrais.

II. PHOSPHORE.

Tous les corps organisés, quels qu'ils soient, renferment de l'acide phosphorique. D'après M. Boussingault, aucune matière azotée ne peut fonctionner comme engrais qu'avec le concours du phosphore. Une terre dépourvue de phosphates est complètement infertile ; aucun végétal n'y peut croître.

Pendant longtemps l'agriculture a emprunté aux os l'acide phosphorique dont elle avait besoin. Les poudres d'os et les noirs de raffinerie étaient employés par la culture, bien avant que l'on eût attribué leur effet au phosphate de chaux qu'ils renferment.

Ce n'est qu'en 1843 que le duc de Richmond démontra que la partie active des os était l'acide phosphorique. De nombreux expérimentateurs, et entre autres M. Boussingault, confirmèrent les vues du célèbre agronome anglais et l'on songea alors à utiliser comme engrais les phosphates minéraux. Après des vicissitudes nombreuses, la nouvelle industrie, dont les commencements furent très pénibles, finit par surmonter les obstacles et renverser les préjugés ; aujourd'hui la consommation des phosphates est universelle, elle augmente sans cesse et l'on a pu dire « que leur découverte était le fait le plus important de l'industrie agricole moderne. »

Toutes les plantes n'exigent pas pour prospérer la même quantité d'acide phosphorique, mais toutes en enlèvent au sol de 30 à 50 kilos par hectare. Cette provision est bien loin de revenir à la terre, car il en est exporté une grande partie sous forme de grain, de viande, de lait, etc. Les fumiers, comme nous l'avons vu, sont relativement pauvres en phosphate ; il y a donc lieu, sous peine d'arriver à un appauvrissement rapide, de restituer au sol un supplément d'acide phosphorique. Reste à savoir quelle sera la forme la plus favorable et aussi la moins coûteuse pour opérer cette restitution.

L'acide phosphorique forme avec la chaux trois combinaisons en proportions différentes :

1° Le phosphate *basique* ou *tricalcique*, qui contient trois équivalents de chaux pour un d'acide ; c'est à cet état qu'il se trouve dans les os et dans le phosphate minéral.

2° Le phosphate *neutre* ou *bicalcique* qui renferme deux de base pour un d'acide ; le phosphate *précipité* en contient beaucoup.

3° Le phosphate *acide* ou *monocalcique*, qui renferme un équivalent d'acide phosphorique pour un de chaux ; c'est l'élément dominant du mélange que l'on désigne dans le commerce sous le nom de *superphosphate de chaux*.

Phosphate de chaux.

Le phosphate tricalcique est d'origine animale ou minérale.

Les phosphates d'origine animale proviennent tous des os et le commerce nous les offre sous forme d'os verts, d'os dégélatinés, de noir animal et de cendres d'os. Sous toutes ces formes, le phosphate des os ou poudre d'os est remarquable par sa grande assimilabilité due à leur texture poreuse. Cette porosité est favorable à la condensation et par suite à l'attaque des dissolvants contenus dans le sol, dans l'humus et dans les fumiers, dissolvants qui mettent peu à peu l'acide phosphorique à la disposition des racines. A cause de leur prix élevé, les phosphates d'os sont sujets à des falsifications nombreuses.

Ils offrent toutefois de grands avantages, et malgré leur prix nous en conseillons l'emploi : bien utilisés ils donneront de bons résultats et n'exposeront pas à des mécomptes.

L'acide phosphorique des phosphates d'os ou poudre d'os vaut environ 0 fr. 42 le kilo, tandis qu'il est coté 0 fr. 30 dans les phosphates fossiles.

Les phosphates de chaux d'origine minérale proviennent de nombreux gisements dont les principaux sont, pour la France : le Pas-de-Calais, les

Ardennes, la Meuse, le Cher, l'Indre, le Rhône, le Lot. Les plus riches sont ceux du Lot, mais nous verrons plus loin que ce n'est pas toujours un avantage. La richesse en acide phosphorique des phosphates minéraux varie de 15 à 40 o/o, ce qui correspond à 32 à 87 o/o de phosphate pur (1).

Les phosphates fossiles étant relativement à leur poids les moins chers des engrais, les prix de transport ont une grande influence sur leur prix de revient total.

L'influence de la mouture sur l'assimilabilité est indéniable : Les plus finement moulus sont les plus assimilables, puisqu'ils offrent une plus grande surface, un plus grand nombre de points d'attaque aux acides du sol. Toute poudre qui laisse sur le tamis n° 100 plus de 5 à 10 o/o de résidus doit être rejetée comme mal fabriquée.

D'une manière générale, on a constaté qu'à finesse de mouture égale, l'assimilabilité était inversement proportionnelle au titre en phosphate pur et par conséquent directement proportionnelle à la richesse en carbonate de chaux. Ce dernier produit remplace en effet le phosphate dans les minéraux à bas titre. Il en résulte que les bas titres doivent seuls être conseillés pour l'emploi direct ou

(1) On obtient le dosage en phosphate pur en multipliant le dosage en acide phosphorique par le coefficient : 2, 18.

le mélange avec les fumiers, les hauts titres étant réservés pour la fabrication des superphosphates et des précipités.

Phosphate précipité.

Le phosphate tricalcique de chaux, qu'il provienne du règne animal ou du règne végétal, est soluble dans l'acide chlorhydrique. Il reste, comme résidu insoluble, toutes les impuretés contenues dans le produit employé. Si l'on ajoute à la solution un lait de chaux, il se forme aussitôt un *précipité* qui n'est autre que du phosphate bicalcique et même tricalcique, si la chaux est en excès. Dans cet état le produit phosphaté a atteint le maximum de ténuité dont il est susceptible et par suite un degré considérable de solubilité et d'assimilabilité. Il est soluble dans le citrate d'ammoniaque à froid.

Dans les phosphates précipités, l'acide phosphorique, soluble dans le citrate d'ammoniaque à froid, vaut 0 fr. 60 le kilogramme environ.

Les phosphates précipités sont surtout employés à la fabrication des engrais composés. Ils conviennent dans les terres légères et perméables, dans celles qui ont à peu près perdu leur acidité et pour les plantes à racines superficielles.

Superphosphate de chaux.

L'acide sulfurique ayant plus d'affinité pour la chaux que l'acide phosphorique, enlève aux phosphates de chaux tribasiques deux équivalents de chaux pour donner naissance à du sulfate de chaux (plâtre) et à un mélange d'acide phosphorique libre de phosphate bicalcique et de phosphate monocalcique, le tout presque entièrement soluble dans le citrate alcalin à froid. Une petite partie reste insoluble, une autre est soluble dans l'eau ; c'est ce mélange que l'on désigne dans le commerce des engrais sous le nom de superphosphate de chaux. Il s'obtient aussi bien avec du phosphate minéral qu'avec du phosphate d'os.

Les superphosphates, comme aussi les phosphates précipités, doivent toujours être achetés au degré *d'acide phosphorique* soluble dans le citrate alcalin à froid *(dit assimilable)*, ou mieux soluble dans l'eau, à l'exclusion de toute autre évaluation. Les marchés basés sur le *phosphate soluble*, *rendu soluble* ou *réduit*, sont sujets à ambiguïté et dissimulent presque toujours des fraudes.

Les superphosphates sont rapidement assimilables ; ils conviennent aux terres en cultures qui ne contiennent plus trace d'acidité et principalement aux terres calcaires.

Le prix de l'acide phosphorique est d'environ 0,55 le kilogrammme dans les superphosphates minéraux, et de 0 fr. 80 dans les superphosphates d'os.

La solubilité des trois composés phosphatés est bien différente : cependant, à des degrés différents, ils sont tous trois solubles dans l'eau chargée d'acide carbonique, en présence d'un carbonate.

Le phosphate acide (superphosphate) est très instable : dès qu'il le peut, il revient à l'état bicalcique et même quelquefois tricalcique ; il *rétrograde* et cela en fort peu de temps. Il semblerait donc que la fabrication du superphosphate qui consiste à transformer le phosphate tricalcique en phosphate acide est une opération inutile, puisque peu de temps après que l'on a mis le superphospate en terrre, il n'en reste plus trace, il est repassé tout entier à l'état de phosphate bi ou tricalcique insoluble dans l'eau pure et surtout à l'état de phosphate de peroxide de fer. Ce phénomène de rétrogradation a été signalé par un chimiste anglais, M. Walker, qui s'exprime dans les termes suivants : « L'acide phosphorique directement soluble dans l'eau n'est pas utilisé par les plantes sous cette forme ; il doit, avant de servir à la nutrition, repasser dans le sol à l'état insoluble. » Cet état insoluble est pour la plus grande partie du phosphate du peroxide de fer. Ce phosphate de fer se transforme lentement en phosphates de potasse, de soude et d'ammoniaque et c'est à ces trois états qu'il est absorbé par les plantes. La conclusion à tirer de ce fait incontesté est que l'acide phosphorique soluble dans le citrate alcalin à froid (dit assimilable) a autant de valeur agricole que celui qui est soluble dans l'eau. La pratique a confirmé ce principe, puisque le cours de l'acide phosphorique provenant des phosphates précipités est aujourd'hui le même que celui de l'acide phosphorique provenant des superphosphates anglais traités par un excès d'acide et presque entièrement soluble dans l'eau.

Mais nous croyons qu'il serait imprudent d'en conclure, comme cela a été affirmé tout récemment, que certains phosphates minéraux finement pulvérisés peuvent, dans tous les cas, remplacer les phosphates précipités et les superphosphates. Nous estimons qu'on s'exposerait à des déceptions en employant les phosphates minéraux dans les terres saines et depuis longtemps en culture au lieu et place où, depuis de longues années, la pratique s'est crue dans l'obligation de mettre des superphosphates dont la valeur, à richesse égale, est double. L'une des causes principales de l'assimilation plus rapide des superphosphates et des phosphates précipités est certainement leur état de division pour ainsi dire *atomique* provenant de l'attaque par les acides. Dans la fabrication industrielle des phosphates bicalciques, aussi bien que dans la rétrogradation naturelle des superphosphates, les nouveaux produits se déposent en poudre impalpable à l'état de *précipité chimique*, c'est-à-dire dans l'état de division le plus parfait que l'on connaisse.

Au surplus, ces affirmations ont provoqué des expériences comparatives qui ne tarderont pas à nous fixer à cet égard (1).

Ce que l'on peut affirmer aujourd'hui et ce qui a été confirmé par la pratique, c'est :

1° Que les terres de landes ou de bois nouvellement défrichées, les prairies basses et humides contiennent assez d'acide pour dissoudre directement le phosphate minéral ou le transformer en phosphate bicalcique en lui enlevant un équivalent de chaux ;

2° Que les fumiers et purins possèdent la propriété de dissoudre ou de rendre soluble le phosphate minéral ;

3° Que l'action dissolvante des terres acides, des fumiers et des purins est proportionnelle à la richesse des phosphates en carbonate de chaux, à la finesse de la mouture et à la présence des sels de fer.

De ces trois principes nous tirerons les conclusions suivantes :

(1) Depuis 20 ans on cultive au phosphate de chaux minéral les landes de Bretagne et les brandes du centre de la France, *tant que cet engrais fait de l'effet*. On est ensuite obligé d'avoir recours au superphosphate de chaux et au chaulage. Il y a donc un moment où le phosphate devient inerte là où le superphosphate donne des résultats.

Dans tous les cas, nous n'achèterons que des phosphates minéraux de très bonne fabrication, c'est-à-dire aussi finement pulvérisés que possible, et parmi ceux-ci nous préférerons ceux qui sont riches en carbonate de chaux. Les phosphates des Ardennes, du Midi et de l'Indre réunissent éminemment ces deux conditions, surtout ceux dont le *titre est bas*. De nombreuses expériences pratiques ont prouvé leur égale assimilabilité. Les différences de prix doivent donc seules guider notre choix entre ces trois provenances ; nous emploierons dircetement ces phosphates dans tous les sols acides, dans les défrichements et dans les prés humides.

Dans tous les autres cas, nous mêlerons ces phosphates à nos fumiers dans la proportion de 10 à 15 pour 1,000 et par couches alternatives, et nous réaliserons ainsi une économie de 50 0/0 sur l'emploi des superphosphates.

Dans les terres légères ou présentant encore un peu d'acidité, nous mettrons des phosphates précipités.

Pour les récoltes en terres saines, neutres ou calcaires, que nous voudrons obtenir sans fumier et qui exigeraient de l'acide phosphorique, nous emploierons le superphosphate de chaux minéral.

III. — POTASSE

Toutes les plantes cultivées contiennent de la potasse : Une récolte de 50000 kilogrammes de betteraves en enlève environ 200 kilos (1). Il y a donc peut-être intérêt à en restituer, mais seulement *dans les sols qui en sont pauvres*. Cette restitution s'opère généralement par le fumier, qui en contient environ 6 kilos pour 1,000. Une fumure de 50,000 kilos à l'hectare met par conséquent dans le sol 300 kilos de potasse.

Les sols provenant de la décomposition des roches feldspathiques et les argiles sont riches en potasse, les terrains siliceux en manquent ordinairement.

Toutefois il importe de n'employer les engrais à base de potasse qu'avec la plus grande circonspection, car dans bien des cas, surtout employés seuls, ils n'ont aucune influence sur les rendements et constituent une dépense en pure perte. Il ne faut pas oublier que l'analyse des cendres d'une plante n'indique pas forcément la nature et la proportion des engrais qu'il convient de lui donner : ce serait conclure sans preuve et se laisser entraîner

(1) Une récolte de maïs-fourrage enlève environ 200 kil. de potasse à l'hectare.

dans la même erreur qui a conduit M. G. Ville à la théorie des *dominantes*. De nombreux essais ont démontré que la potasse ne produit pas d'effet bien sensible sur les betteraves, les pommes de terre et les légumineuses qui en enlèvent au sol des quantités considérables, tandis que son action est favorable au froment qui n'en prend au sol que 35 à 40 kilos par hectare.

Les *cendres* de bois non lessivées contiennent des proportions variables de potasse. Mais les usages industriels auxquels elles sont propres en rendent le prix trop élevé pour qu'elles puissent être employées en agriculture. On utilise, sous le nom de *charrées*, les cendres lessivées et les résidus des fabriques d'alcali. Les charrées ne contiennent plus que 1 à 2 o/o de potasse, mais elles ont encore une certaine valeur, à cause du phosphate de chaux qu'elles renferment.

Le *nitrate de potasse* contient de 44 à 45 o/o de potasse et 13 o/o d'azote. Il convient toutes les fois qu'on a besoin à la fois de potasse et d'azote ; on s'en sert surtout dans la fabrication des engrais composés comme source de potasse. Il est rare qu'on puisse l'employer seul, parce qu'il est relativement trop riche en potasse pour l'azote qu'il contient ; on est alors obligé de lui adjoindre un engrais azoté.

Le nitrate de potasse vaut environ 50 fr. les 100 kilos ; en estimant son azote à 2 fr. 15 le kilo, il fournit la potasse à 0 fr. 50 le kilogramme.

Les résidus de la fabrication de l'iode, les marais salants, les salins de betteraves fournissent d'assez grandes quantités de potasse qu'on utilise en agriculture ; mais depuis la découverte des mines de Stassfurt, presque toutes les autres sources de potasse ont perdu de leur importance. L'engrais potassique le plus répandu est aujourd'hui le *chlorure de potassium (muriate de potasse)* provenant pour la plus grande partie des gisements de Stassfurt.

Le chlorure de potassium du commerce peut produire de 50 à 55 o/o de potasse pure. Il se au degré de potasse en supposant que tout le potassium qu'il contient soit converti en potasse et vaut de o fr. 42 à o fr. 45 le kilo de potasse.

IV. — CHAUX

La *chaux* est employée en agriculture comme *amendement* ou comme *engrais*.

Comme amendement, elle est destinée à modifier l'état physique du sol et à produire certaines réactions qui mettent en liberté et rendent assimilables des engrais jusqu'alors insolubles ou trop peu solubles pour pouvoir être utilisés par les plantes. Tel est l'objet des marnages et des chaulages. Ce rôle de la chaux n'entre pas dans le cadre de notre étude. nous n'avons à nous occuper que de la chaux employée comme engrais.

La chaux éteinte peut être utilisée comme engrais, mais elle doit être employée avec prudence, car elle a l'inconvénient de décomposer certains engrais chimiques et notamment le sulfate d'ammoniaque.

Dans les engrais composés, on peut se servir du *sulfate de chaux* (plâtre), qui est beaucoup plus soluble et n'exerce aucune action nuisible sur les autres éléments de l'engrais. Le plâtre cuit du commerce contient environ 80 à 85 o/o de sulfate de chaux et 35 à 40 o/o de chaux(1).

Employé à la dose de 300 à 400 kilos à l'hectare, il exerce un effet marqué sur toutes les légumineuses. On doit le répandre au printemps en couverture, de préférence quand les feuilles sont assez humides pour qu'il s'y attache. Dans ce cas, il agit au moins autant comme amendement que comme engrais : il donne lieu à des doubles décompositions qui mettent en liberté, et sous forme assimilable, différents éléments et notamment la potasse, dont les légumineuses sont très avides. Il est aussi un agent puissant de nitrification.

Le fumier de ferme contient 7 à 8 kilos de chaux pour 1,000. Une fumure de 40,000 kilos en incorpore donc environ 300 kilos par hectare, c'est-à-dire plus qu'il n'en faut pour subvenir aux besoins de la récolte la plus exigeante.

(1) Le plâtre phosphaté, provenant du traitement des os pour la fabrication du phosphore et qui contient 75 à 80 0/0 de sulfate de chaux et environ 6 0/0 de phosphate de chaux assimilable ne saurait être trop recommandé.

Les phosphates contiennent également de la chaux.

Le phosphate de chaux minéral : 40 à 50 0/0
Le phosphate précipité : 25 à 30
Le superphosphate : 15 à 20

Dans la composition des engrais, la chaux provenant des phosphates ne doit pas être négligée ; si elle est insuffisante, on y supplée par une adjonction de sulfate de chaux. — En Dombes, la pratique des chaulages doit être conseillée, mais de préférence à des doses légères et répétées, à la dose de 15 hectolitres à l'hectare, répandue sous forme de composts et incorporée au sol un certain temps avant les semailles, il n'y a rien à craindre de son contact avec les engrais chimiques.

Exigences des plantes.

Les proportions relatives des éléments constitutifs sont à peu près fixes pour chaque végétal au même degré de développement, mais varient suivant les végétaux considérés. L'analyse chimique donne la composition exacte des plantes dans chaque phase de leur végétation.

Pendant la *période de germination*, la plante se nourrit avec les éléments qu'elle trouve dans la semence dont elle provient.

Vient ensuite la *période foliacée*, qui se termine

par la floraison et pendant laquelle elle accumule dans ses organes tous les matériaux qui doivent servir à la formation du fruit. C'est à l'époque de la floraison qu'elle contient le maximum d'éléments utiles ; c'est donc à ce moment qu'il convient de l'analyser, si l'on veut connaître la somme des éléments qui sont nécessaires à son parfait développement.

Pendant la *période de fructification*, la plante utilise les matériaux qu'elle a emmagasinés ; elle sécrète ceux qui sont nécessaires à la formation du fruit et excrète les autres. L'analyse faite à la fin de cette période, c'est-à-dire au moment de la récolte, révèle la somme des éléments empruntés au sol, somme d'ailleurs toujours moins élevée que celle que l'on constate au moment de la floraison, c'est-à-dire à l'apogée de l'existence de la plante.

Le résultat de l'analyse faite à maturité donne la mesure de l'épuisement du sol et indique ce que l'on doit lui restituer pour lui rendre sa fertilité première.

L'écart entre les résultats de ces deux analyses est souvent considérable ; il peut varier du simple au double. C'est ce qui explique que certaines plantes exigent beaucoup plus que ce qu'elles emportent réellement à la terre. Malheureusement presque toutes les analyses que nous possédons, et en particulier les tables de Wolff publiées par

M. Grandeau, s'appliquent à des plantes parvenues à leur maturité.

Plusieurs végétaux ont le pouvoir, dans certaines limites, de remplacer les bases les unes par les autres en proportions équivalentes. D'autres enfin jouissent de la propriété d'absorber des éléments qui ne leur sont pas nécessaires, quand ils les ren contrent en excès dans le sol. Ces deux phéno mènes, joints à la différence de composition des vé gétaux suivant leur degré de développement, expliquent les grandes différences que l'on constate entre les résultats présentés par divers analystes, et donnent une mesure de la circonspection avec laquelle on doit se servir des chiffres d'analyse relatés dans les livres.

Si, au lieu de considérer les nombres donnant la composition centésimale, on prend les rapports des divers éléments essentiels à l'un d'eux pris pour unité, on est frappé au contraire du peu d'écart qui existe entre les résultats, et si l'un des rapports s'écarte sensiblement du rapport normal, on reconnait aussitôt qu'il correspond à un trouble profond dans la végétation, et par suite à une diminution considérable dans la récolte. D'où il faut conclure, avec M. H. Joulie, que lorsque le sol ne permet pas à la plante de réaliser son rapport normal, la récolte se trouve nécessairement très compromise. Le cultivateur a donc le plus grand intérêt à éviter les écarts de régime dont le végétal est capable, et pour cela il faut qu'il lui fournisse les éléments nutritifs précisément dans les proportions qui lui conviennent. En un mot, pour obtenir d'une plante donnée le maximum de rendement, il ne suffit pas que la terre renferme tous les éléments qui lui sont nécessaires, mais il faut encore qu'elle les lui présente sous une forme assimilable, dans des proportions déterminées qui lui permettent d'atteindre, pour chacune des phases de sa végétation, la *composition-type* qui lui est propre.

De la connaissance de cette composition-type doivent découler les *rapports-types* entre les différents éléments dont nous composerons nos engrais. A l'égard de l'azote, il faudra tenir compte de l'absorption directe de l'azote de l'atmosphère ; absorption extrêmement variable suivant les plantes.

Tels sont les principes généraux qui doivent servir à déterminer pour chaque plante la nature et la quantité des engrais qui doivent lui être appliqués. Mais il ne faut pas oublier que la composition du terrain sur lequel on opère, étant une donnée que l'on ne peut faire varier à volonté, devra entrer largement en ligne de compte et pour ainsi dire servir de point de départ.

Nous allons maintenant passer en revue les principales plantes cultivées et nous efforcer de déterminer leurs exigences particulières, c'est-à-dire la somme des éléments assimilables qu'elles doivent trouver à leur disposition pour donner une récolte maximum. Puis nous indiquerons le moyen le plus économique de leur procurer ces éléments nécessaires, en supposant un sol de fertilité moyenne, en bon état d'entretien, ne péchant ni par excès ni par défaut : à chacun de modifier les chiffres indiqués, en tenant compte de la composition de son terrain et de l'épuisement qui peut être la suite des cultures antérieures.

Note très-importante

Les doses d'engrais que nous indiquons sont celles qui peuvent convenir, jusqu'à plus ample informé, pour une culture sans fumier dans les terres de *la Dombes*, qui, on le sait par les analyses que nous avons publiées dans le *Bulletin*, sont très pauvres en chaux, très pauvres en acide phosphorique, pauvres en potasse et pauvres en azote. Ce sont donc des doses élevées que nous indiquons. Si les engrais sont associés aux fumiers de ferme on réduira la dose, et s'il s'agit de terrain plus riches soit en acide phosphorique, soit en potasse, soit en azote, il sera ***nécessaire*** et facile de réduire la dose de l'élément ou des éléments qui existent dans le sol en quantité suffisante.

Nous ne possédons pas encore les analyses des terres du pourtour de l'arrondissement de Trévoux, mais nous serions bien surpris si l'acide phosphorique n'avait pas partout une action favorable ; la potasse aussi, dans bien des cas.

Céréales.

Les céréales exigent pour prospérer un engrais complet, c'est-à-dire riche à la fois en azote, en acide phosphorique, en potasse et en chaux.

Pour le *blé d'hiver*, il convient de mettre à l'hectare en Dombes :

Environ : Sulfate d'ammoniaque, 60 à 80 kilos ;
Superphosphate de chaux, 400 à 500 kilos (à 15°) ;
Chlorure de potassium, 100 kilos.

Cette fumure correspond à :

Azote, 12 à 16° ;
Acide phosphorique, 60 à 75° ;
Potasse, 45°.

Les engrais doivent être enterrés par un fort hersage ou par le dernier labour. Quand le blé a une couleur foncée et la feuille large, c'est qu'il trouve une proportion suffisante d'azote : si au contraire il est jaune et sans vigueur, il faut forcer la dose d'engrais azoté.

Comme nous l'avons déjà vu, c'est au sulfate d'ammoniaque qu'on doit demander l'azote destiné aux céréales.

Si l'on a fait intervenir le fumier de ferme, on se rappellera qu'il est surtout pauvre en phosphore et l'on diminuera les doses de potasse et d'azote dans une plus grande proportion que l'acide phosphorique.

Pour les *avoines*, les quantités d'engrais sont les mêmes. On se trouvera bien toutefois de forcer un peu l'azote.

La dépense, au cours actuel des engrais, est d'environ 90 fr. par hectare.

S'il s'agit de seigle ou d'orge, on se rappellera que ces petites céréales n'ont pas besoin d'autant d'azote que le blé.

Maïs.

Le maïs cultivé comme plante fourragère est très épuisant. Les engrais qui lui conviennent sont l'azote le phosphore et la potasse.

Le mélange pourra être ainsi composé :

Superphosphate	400 ou 500	kilos.
Chlorure de potassium	200 — 300	—
Nitrate de soude	100	—
Sulfate d'ammoniaque	50	—

Cette fumure correspond à environ :

Azote	25	kilos
Acide phosphorique....	56 à 70	—
Potasse	90 à 135	—

et constituera une fumure complète au prix d'environ 150 à 160 fr. par hectare.

Prairies naturelles.

Les engrais qui conviennent aux prairies varient suivant les cas.

Quand une prairie se couvre de mousse et de mauvaises plantes, quand l'herbe y pousse courte et jaunissante, c'est qu'elle est épuisée : il lui faut alors un engrais complet. S'il s'agit d'une prairie sèche, on pourra lui appliquer entre deux hersages, au mois de mars ou avril, le mélange suivant :

Nitrate de soude...............	100	kilos.
Chlorure de potassium.........	50	—
Superphosphate de chaux.......	300	—
Plâtre.........................	250	—

Correspondant à :

Azote....................	15	kilos.
Potasse..................	25	—
Acide phosphorique.......	42	—

et constituant une dépense de 75 francs environ par hectare.

L'azote y est donné à l'état nitrique parce que sous cette forme il pénètre mieux dans les couches profondes où les plantes des prairies vont chercher leur nourriture. Le plâtre a pour but de ranimer la végétation légumineuse.

Dans les prairies basses et humides, où poussent le jonc et la renoncule, le mélange suivant réussit :

Nitrate de soude ...... 100 kilos
Phosphate minéral.... 600 à 1000 —
ou mieux poudre d'os...... 400 —

La potasse fera souvent bon effet. Quand les prairies .acides ont été neutralisées par le phosphate de chaux, elles se trouvent bien d'un chaulage.

Prairies artificielles.

Les engrais azotés ne font pas d'effet sensible sur les légumineuses (trèfle, luzerne, sainfoin, trèfle incarnat, vesce, etc.) L'acide phosphorique, la potasse et la chaux sont au contraire largement payés par le supplément de récolte qu'ils occasionnent.

La potasse et l'acide phosphorique nécessaires aux légumineuses doivent être enterrés à la charrue avant de semer la céréale qui sert à abriter la prairie naissante, en même temps que les engrais destinés à cette céréale.

On se trouvera bien des quantités suivantes :

Acide phosphorique. 45 kilos.
Potasse........... 45 —

Correspondant à 300 kil. superphosphate de chaux à 14 o/o.
Et 100 — chlorure de potassium.

Les légumineuses ne réussissent bien que dans

les terrains calcaires ou dans ceux qui ont été chaulés ou marnés. Le plâtrage au printemps donne dans presque tous les cas des résultats remarquables : la dose convenable est de 300 kilos par hectare représentant une dépense maximum de 8 francs. La récolte peut être accrue par le plâtrage de 20 à 30 o/o.

Sarrasin.

Quand le sarrasin est semé sur des terres acides de récents défrichements, il suffit de lui donner à l'hectare 600 à 800 kilos de phosphate minéral (bas titre), qu'on enterre à la charrue avant de semer.

En terrain neutre on donnera au sarrasin :

Sulfate d'ammoniaque ou nitrate de soude	50 kilos.
Superphosphate de chaux à 14 o/o	300 —
Chlorure de potassium	50 à 100 —

Correspondant à :

Azote	7 à 10 kilos.
Acide phosphorique	42 —
Potasse	22 à 45

Ces engrais devront être enterrés à la charrue avant de semer.

Vignes.

La vigne est avide de potasse, cependant elle demande aussi de l'acide phosphorique et de l'azote.

On peut lui appliquer par hectare et par an :

Nitrate de soude............	130	kilos.
Superphospate de chaux.....	200	—
Chlorure de potassium......	120	—

Correspondant à :

Azote	20	kilos.
Acide phosphorique..	30	—
Potasse	60	—

Ces engrais doivent être enterrés à la charrue au premier labour, à moins qu'on ne les incorpore par une façon à la main, après les avoir répartis au pied de chaque cep.

Le même engrais convient admirablement aux arbres fruitiers.

Si on ne veut pas fumer la vigne tous les ans, il faut multiplier les chiffres précédents par le nombre d'années que doit durer la fumure, mais il devient alors préférable de substituer à l'azote nitrique, l'azote organique qui agit peu à peu et se décompose lentement au fur et à mesure des besoins. Dans ce cas, on se trouvera bien de l'emploi des déchets de laine ou des râpures de corne.

Pommes de terre et topinambours.

Les pommes de terre et les topinambours ont à peu près les mêmes exigences, ils demandent surtout du phosphore et de la potasse, nous conseillons à l'hectare :

Nitrate de soude............	100	kilos.
Superphosphate de chaux....	400	—
Chlorure de potassium......	100	—

Représentant :

Azote................	15	kilos.
Acide phosphorique...	56	—
Potasse..............	45	—

Ces engrais doivent être enterrés à la charrue.

Betteraves, colza, choux, carottes.

Nous réunissons ces quatre plantes parce qu'elles demandent à peu près les mêmes proportions d'engrais. Le colza cependant exigerait un peu plus de potasse.

On peut donner à l'hectare :

Nitrate de soude............	200	kilos.
Superphosphate de chaux	400	—
Chlorure de potassium.......	100	—

Correspondant à :

Azote...............	30	kilos.
Acide phosphorique..	56	—
Potasse	45	—

Navets et rutabagas.

Les navets et rutabagas sont sourtout gourmands d'acide phosphorique. Le mélange suivant leur convient :

Nitrate de soude............	100	kilos.
Superphosphate de chaux....	400 à 500	—
Chlorure de potassium.......	50	—

Correspondant à :

Azote...............	15	kilos.
Acide phosphorique ..	56 à 70	—
Potasse.............	25	—

Jardinage.

Pour le jardinage on peut employer un engrais composé dans les proportions suivantes :

1 kil. d'azote (nitrate et soude) ;

3 kil. d'acide phosphorique ;

3 kil. potasse.

A essayer à la dose de 100 à 200 grammes par mètre carré.

Analyse et prise d'échantillon.

Une fois l'engrais acheté, il faut vérifier s'il contient bien le dosage annoncé, en un mot le faire analyser. C'est là un devoir auquel personne ne doit se soustraire. En pareil cas l'abstention ne peut qu'encourager la négligence ou la fraude.

A l'arrivée en gare des engrais, on doit vérifier le bon état des sacs, leur poids, l'aspect de la marchandise, son degré d'humidité, son état de division. Les échantillons doivent être pris en gare d'arrivée en présence de témoins (employés de la gare ou commissaires de surveillance) et scellés à la cire avec un cachet. On les prélèvera dans plusieurs sacs et dans plusieurs parties de ces sacs de manière à ce qu'ils représentent la moyenne de l'expédition. Le premier de ces échantillons reste entre les mains d'une tierce personne (le chef de gare, s'il y consent), le deuxième est envoyé à un chimiste et le troisième reste à la disposition du vendeur.

Mélange des matières premières.

Les matières premières doivent être mélangées dans les proportions indiquées, et c'est avec la bascule qu'on doit opérer pour se conformer exactement à ces proportions. Le mélange se fait à la pelle sur une place bien propre, on passe ensuite au tamis fin, puis on écrase tout ce qui n'a pu passer dans les mailles. Il ne faut pas chercher à économiser cette très petite main-d'œuvre, car de la division et du bon mélange des matières premières dépend l'effet de l'engrais.

Quelques maisons prétendent que leurs engrais composés ne sont pas des mélanges, mais des combinaisons chimiques, des alliances intimes d'éléments, des corps nouveaux dont toutes les parties sans exception sont absolument homogènes et qui donnent aux plantes tous les éléments à la fois. On doit se méfier de cette vaine prétention qui ne sert généralement qu'à dissimuler une fraude.

La conservation des engrais doit se faire en lieu très sec.

Epandage des Engrais.

On sème les engrais au semoir ou à la volée. Il faut choisir de préférence un temps calme pour éviter l'influence du vent. Si la quantité à employer par hectare est trop faible on la mélange intimément avec du sable, de la terre ou mieux du plâtre.

En couverture, il faut éviter la rosée ou l'humidité et épandre, s'il est possible, entre deux coups de herse.

FIN.

TABLE DES MATIÈRES

TRÉVOUX. — IMPRIMERIE J. JEANNIN.

www.ingramcontent.com/pod-product-compliance
Lightning Source LLC
LaVergne TN
LVHW011957160826
845678LV00002B/594

9782329691442